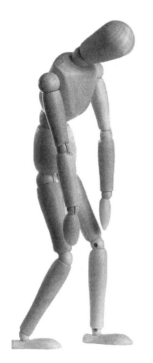

AMÉRICO MARQUES CANHOTO

COLEÇÃO
A SAÚDE NA TRANSIÇÃO PLANETÁRIA

volume 1

ESTRESSE CRÔNICO
Perigo à vista

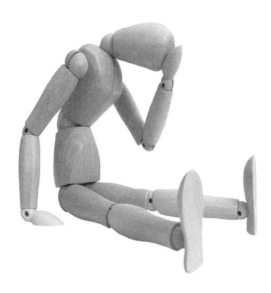

ebm

ESTRESSE CRÔNICO: PERIGO À VISTA
COLEÇÃO: A SAÚDE NA TRANSIÇÃO PLANETÁRIA
Copyright© C. E. Dr. Bezerra de Menezes

Editor: *Miguel de Jesus Sardano*
Coordenador editorial: *Tiago Minoru Kamei*
Capa: *Ricardo Brito - Estúdio Design do Livro*
Revisão: *Rosemarie Giudilli Cordioli*
Projeto gráfico e diagramação: *Tiago Minoru Kamei*

1ª edição - fevereiro de 2014 - 3.000 exemplares
Impressão e Acabamento: Lis Gráfica e Editora Ltda.
Impresso no Brasil | Printed in Brazil

Rua Silveiras, 23 | Vila Guiomar
CEP: 09071-100 | Santo André | SP
Tel (11) 3186-9766
e-mail: *ebm@ebmeditora.com.br*
www.ebmeditora.com.br

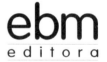

Dados Internacionais de Catalogação na Publicação (CIP)
(Câmara Brasileira do Livro, SP, Brasil)

Canhoto, Américo Marques
Estresse crônico : perigo à vista / Américo Marques Canhoto.
-- Santo André, SP : Editora
Bezerra de Menezes, 2013. -- (Coleção a saúde na transição planetária)

1. Autoajuda 2. Espiritismo 3. Estresse
4. Saúde emocional I. Título. II. Série.

13-12334   CDD-133.901

Índices para catálogo sistemático
1. Estresse crônico : Espiritismo 133.901

ISBN: 978-85-64118-38-6

AMÉRICO
MARQUES
CANHOTO

COLEÇÃO
**A SAÚDE NA
TRANSIÇÃO
PLANETÁRIA**

volume 1

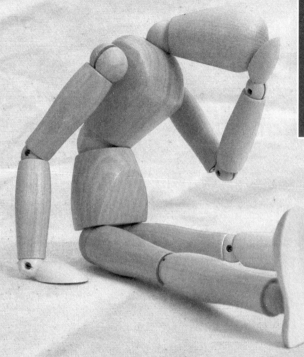

ESTRESSE
CRÔNICO
Perigo à vista

ebm

SUMÁRIO

Palavras iniciais..................... 09

Introdução..................... 13

Capítulo 01
Estresse agudo e
saudável x crônico e doentio..................... 17

Capítulo 02
Nós e o estresse..................... 25

Capítulo 03
O papel do estilo de vida na
instalação e manutenção
do estresse crônico..................... 35

Capítulo 04
Fatores íntimos participantes
do estresse crônico..................... 47

Capítulo 05
   Algumas sequelas do
   estresse crônico.................... 55

Capítulo 06
   Alternativas de convivência
   com o estresse crônico.................... 73

Capítulo 07
Perspectivas e desfecho.................... 95

Considerações finais.................... 97

Referência bibliográfica.................... 101

PALAVRAS INICIAIS

Estresse crônico: perigo à vista.

Grande número de pessoas já se encontra num ponto crítico de risco de vida; sob a ação de viver o tempo todo com o alarme do instinto de sobrevivência ligado.

A origem do estresse continuado está na nossa capacidade de adaptação.

Para ilustrar o processo: o uso do tabaco.

Em razão de certa situação psicológica, alguém começa a fumar; no início tudo é ruim: o gosto, o cheiro – mas o problema psicológico é tão mais forte que em breve o fumante se adapta e não sente mais o gosto nem o cheiro; esse é o motivo de os fumantes ficarem bravos quando os outros reclamam. Um dia ele resolve deixar o hábito; depois de algum tempo seu organismo se readapta e ele se torna muito mais intolerante a tudo que envolve tabaco do que aquele que nunca fumou.

Esse modelo vale para tudo: alimentos, remédios, situações de ordem existencial, afetiva, etc.

O estresse crônico denominado em Fisiopatologia de Síndrome Geral de Adaptação SGA torna-se cada dia mais perigoso em virtude do estilo de vida que predomina.

Manter a vida é o instinto mais forte de que somos dotados; nós nos adaptamos às situações. E em primeiro lugar para continuarmos vivos.

Porém, essa capacidade não é infinita, como é possível observar no dia a dia; muitas pessoas já se encontram na fase de exaustão.

Alerta!

Perigo!

Um bicho vai te pegar!

Será verdade ou mentira?

Não, não é brincadeira de criança tentando assustar outra. É o perigoso estresse crônico.

Trata-se de uma forma de ilusão, uma quase mentira; é nossa mente enganando o corpo vinte e quatro horas, todos os dias, durante muitos e muitos anos na vida contemporânea.

Ele é a materialização de um perigo imaginário criado pela nossa mente.

O bicho que vai nos devorar a qualquer momento é forma de ficção:

Não tenho isso... Desejo aquilo... Não serei capaz de... O dólar vai subir... As ações vão baixar... Vou ser assaltado. Ficar desempregado... Uma invenção da mente que o corpo é incapaz de identificar se é real ou imaginária.

E, ele sempre se prepara frente ao perigo para atacar ou sair correndo; seja verdade ou não...

Parece complicado explicar o que estamos sentindo: dores no corpo que teimam em não ceder a analgésicos, tendinites, cansaço crônico, insônia, problemas de visão, tonturas, memória cada dia pior, raciocínio lento e cansativo, etc. Parece complicado, mas não é. Trata-se da sequência natural da forma de viver que adotamos; e da qual poucos conseguirão se livrar num passe de mágica, muito menos num golpe de sorte; embora o que não falte seja indicação e venda de remédios mágicos e de atitudes miraculosas para curar suas consequências.

Porém, buscar soluções milagrosas para resolver esse problema não é um bom caminho, que muitos já começam a descobrir.

A solução depende de um conjunto de atitudes a serem adotadas e praticadas:

- Administrar melhor a existência.
- Gerenciar a situação em que nos encontramos.
- Usar os recursos externos (tratamentos) com mais sabedoria sem acreditar em mágicas ou em soluções simplórias.

Isso é o melhor a fazer nas atuais circunstâncias.

Os efeitos do estresse crônico ou SGA são nosso tema.

Américo Marques Canhoto

INTRODUÇÃO

Somos seres dotados de incrível capacidade de adaptação, e isso nos permite habitar todo o planeta nas condições mais adversas.

Na forma atual de viver nós descuidamos, e, de forma perigosa, extrapolamos limites e **esgotamos** a capacidade de ajuste ao meio para manter a vida.

Para comprovar basta parar para ouvir as queixas das pessoas; mais da metade do que estamos sentindo, os outros também estão.

Quais os motivos?

O que nos levou a essa situação de esgotamento?

É fácil perceber que de alguns anos para cá, tudo que envolve nossa vida está diferente; experimentamos muitas situações ao mesmo tempo, tudo é muito rápido e acelerando cada dia mais. Vivemos um momento especial de "correria".

Em todos os sentidos nossa vida está mudando, e caso não aprimoremos a forma de gerenciar o dia a dia, nosso destino pode ser a falência na condição de seres vivos e criativos, tal e qual se observa nas empresas, sob os efeitos da globalização: as que ainda são administradas de maneira informal vão falir, a qualquer momento.

Planejamento, gerenciamento e execução são conceitos-chave na saúde financeira e na vida de uma empresa. Quando o ato de planejar, gerenciar e executar é feito de forma informal ou sem qualidade; o primeiro passo é o endividamento que pode desembocar na concordata ou na falência.

A primeira opção para sair da crise é buscar recursos externos na forma de empréstimos, por exemplo.

No entanto, mesmo com esses recursos, se a forma de planejar, e de executar continuar a mesma, a falência é certa, e com uma dívida ainda maior a ser paga.

Fazendo uma analogia: nossa vida mal planejada e com execução malfeita vai desembocar: na doença, no sofrimento, na morte em vida (depressão, angústia, pânico).

Na preservação da saúde os recursos externos, tais quais os remédios e os tratamentos médicos, são como o empréstimo bancário para a empresa; apenas isso não vai resolver o problema, tanto em um caso quanto no outro, e pode até agravá-lo.

Para continuar a viver com um bom padrão de qualidade, é necessário compreender mais nosso destino e as leis que regem a vida do ser humano; tal e qual os dirigentes da empresa devem conhecer a legislação e as leis de mercado.

Em se tratando de estresse crônico e suas consequências, vital é compreendê-lo, e saber diferenciar uma situação natural e aguda de outra crônica e doentia.

Para a preservação da vida.

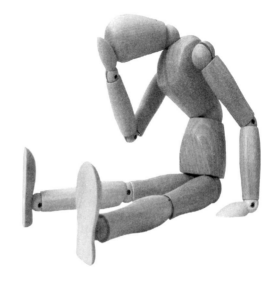

Capítulo 01

ESTRESSE AGUDO E SAUDÁVEL X CRÔNICO E DOENTIO

O que é estresse?

Poderoso recurso da evolução das espécies.
Estar em risco é viver...

Todo ser vivo experimenta situações de "perigo". Estar vivo já é uma situação de risco e estresse. Sobreviver e assegurar a continuidade da espécie envolve uma infinidade de crises na vida de cada criatura e do grupo biológico ao qual pertence.

A repetição e a alternância entre as necessárias situações de estresse agudo e os períodos de calmaria permitem a incorporação do aprendizado que trazem consigo.

No planejamento natural, entre uma e outra crise, o organismo necessita de um tempo para se recuperar; caso contrário, definha ou adoece, e na continuidade, morre.

Todas as reações dos seres vivos e o desenvolvimento dos instintos são acelerados pelas situações de crises de sobrevivência que chamamos de reações de estresse – e "hora em que o bicho pega".

Na vida animal, as reações ao perigo são sempre reais, ocorrem de verdade. A reação a ser desenvolvida é: atacar, defender ou correr; e quem não consegue morre ou é devorado.

Para nós, o pensar de forma contínua é irreversível e nos leva a escolher, a tomar atitudes ou a sonhar, fantasiar.

Escolhas referendadas pelas atitudes geram efeitos em si, nos outros e, no ambiente em que vivemos. Então, nós devemos analisar mais o que pensamos para não inventar problemas, imaginando dificuldades, alimentando o medo e a ansiedade doentia, fermento do estresse crônico, que representa perigo real e imediato para nós, pois: sonhos ou imaginações, mesmo que não sejam postos em prática, que não sejam executados, são capazes de ativar instintos, emoções, e de enganar o corpo levando o organismo a produzir várias substâncias, dentre elas mediadores químicos ou hormônios relacionados às informações enviadas como sinal de perigo.

Tudo isso atua no corpo físico que, de retorno, devolve à mente sensações normais e prazerosas ou desagradáveis e doentias, recomeçando ou finalizando o processo...

O que nos estressa?

No dia a dia, as situações são provocadas pelas mais variadas situações agressivas: calor, frio, infeções, drogas, toxinas, processos mentais e psicológicos; ansiedade, medo, descontrole emocional, estafa.

Qualquer que seja o agente agressor, a resposta cria um estado de sofrimento (tensão) que, *se prolongado* afeta o indivíduo como um todo; mesmo que seja um agente mental – emocional ilusório.

O que acontece?

De maneira resumida:

Quando passamos por situações de perigo ou sofremos uma agressão o organismo responde de forma sequencial.

1. Reação de alarme.
2. Fase de adaptação.

3. Fase de exaustão.

4. Doença – morte.

Reação de alarme

É a soma de todas as reações para as quais o organismo não está ainda adaptado. Caso a agressão seja moderada a recuperação é possível.

Fase de adaptação

É o popular: "Acostumar-se a"...

A adaptação a determinado agressor real ou imaginário é acelerada à custa da diminuição dos sistemas de defesa contra outros tipos de agentes.

Exemplo:

Se eu estou preocupado com provas ou problemas existenciais reais ou paranoicos, fico mais vulnerável a gripes, pneumonias, etc.

Fase de exaustão

Em razão da permanência e da intensidade da situação toda a fase de adaptação e resistência não pode ser mantida, e o equilíbrio se rompe.

Exemplo:

Situações de neurastenia, depressão física e

emocional podem levar a doenças mortais: enfarte, derrame, tumores malignos.

Doença – morte

Esgotada a capacidade de adaptação, o organismo caminha para a fase terminal do processo. Ao permanecermos estacionados nessa fase a queda de imunidade é rápida e perigosa.

As alterações geradas no corpo a partir dessas reações de ataque – defesa – adaptação – esgotamento são profundas no organismo de forma global.

Por exemplo, o diabetes:

A partir da reação de alarme, a taxa de açúcar eleva-se como emergência (para matar o bicho agressor ou sair em disparada para salvar a pele), causada pela descarga de adrenalina. Passado o susto (tudo que sobe desce na mesma proporção: lei da física), logo a taxa de açúcar cai abaixo do normal (*hipoglicemia*); que volta ao normal na fase de adaptação à agressão. Caso ela persista, o pâncreas entra em pane alternando hipoglicemia severa com hiperglicemia gerando o diabetes reversível ou não, depende. (problema supermoderno; observe no dia a dia).

Além dos sintomas e consequências do diabetes, muitos outros sinais e efeitos colaterais podem surgir nesse sobe e desce da taxa de açúcar: zumbidos, vertigens, mal-estar e suores em repouso...; e muitas outras formas de nos sentirmos sinalizam que estamos extrapolando limites.

Considerando a sociedade um organismo vivo, boa parte das pessoas já está se enquadrando nesta fase terminal do estresse crônico: doença e morte; tanto nos aspectos orgânicos quanto psicológicos, sociais e políticos.

Um problema muito sério é que parte das pessoas capacitadas a avaliar esse perigo real e imediato está tão obcecada pela modernidade e seus prazeres: ter, gozar, aparentar – que se descuida de observar que as crianças já começam a apresentar doenças de adultos ou até de idosos.

Mecanismos Psicológicos de Adaptação – Defesa – Exaustão

Lado a lado com os mecanismos biológicos, que asseguram a saúde, há outros psicológicos que nos mantêm equilibrados no caminho da evolução.

Vivemos em sociedade, desse modo, estamos em permanente conflito com o ambiente íntimo e externo. De um lado estão nossos impulsos, apetites, desejos, vontades que em uma fase primária exigem satisfação imediata, já que são originários das necessidades fisiológicas do próprio organismo; mas, que logo podem contrapor-se aos interesses dos outros ou do meio social, degenerando em conflitos.

Discernir entre necessidade e prazer: é um dos nossos dilemas, pois vivemos em uma sociedade que preconiza o lema do prazer a qualquer custo. Isso reforça as dificuldades de interação no grupo cultural em que vivemos; pois os outros têm os mesmos desejos e ambições; o que limita os nossos.

Esse conflito se inicia na infância e, se bem ou mal conduzido, faz toda a diferença.

Na gratificação ou frustração dos apetites está o problema ou a solução para a maior parte das dificuldades da vida contemporânea.

As últimas gerações falharam ao criar: a "geração analgésico", pois as pessoas educadas nesse molde não toleram frustrações que passam a ser vistas e sentidas na forma de agressão. Isso acentua a SGA; e elas passam de forma rápida à exaustão; não apenas na sua vida pessoal, mas também em sua relação com o meio externo: outras pessoas, vida social e política, etc.

Como lidar com isso pode determinar a qualidade do nosso futuro individual e coletivo.

Descuidar da resolução desse problema é perigoso.

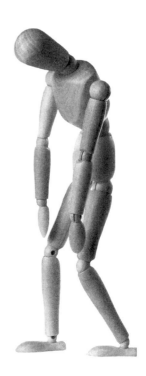

Capítulo 02

NÓS E O ESTRESSE

PARTICULARIDADES E DIFERENÇAS

Há significativas diferenças entre nós e os outros. Instinto, razão, emoção e sentimentos caracterizam uma unidade humana ou individualidade.

No homem integral todos esses componentes estão alinhados e desenvolvidos de forma harmônica. Qualquer situação de crise ou estresse agudo é bem vinda, e logo resolvida, de forma a trazer mais progresso. E, o aprendizado resultante dessa experiência é incorporado de forma quase instantânea ao subconsciente, para ser usado logo em seguida, quando e se necessário.

Mas, como ainda predomina em nós a desarmonia na personalidade e no caráter: instintos, razão, emoção e sentimentos não concordam; um quer uma coisa e outro deseja outra.

Não que nossa racionalidade seja melhor ou pior do que os instintos ou as emoções, apenas é o componente da personalidade em condições de assumir o comando do desenvolvimento da maturidade psicológica, caminho para a evolução espiritual.

O desencontro interior gera na intimidade do ser humano crises mal resolvidas atrás de crises mal resolvidas que se traduzem na forma de conflitos: pode não pode, devo não devo...

Poucas delas se tornam conscientes; parte delas permanece na faixa subconsciente, faixa onde a maior parte de nós se movimenta na existência. Temos ainda pouca consciência do que pensamos, sentimos e fazemos; desse modo, não percebemos que criamos para nós próprios e para os outros embaraços e estresse desnecessário e, inútil.

Somos capazes de fazer abstrações, de criar uma vida imaginativa povoada de sonhos, desejos, medos, angústias...

Exatamente nesse ponto: na capacidade mal conduzida de imaginar, inventar e criar, está a raiz do problema do estresse crônico.

Ele é uma ilusão mental/emocional individual e coletiva; mas tudo que acontece no campo da energia pode se concretizar e se materializar nesta dimensão. Então, o estressado crônico logo começa a trazer para o corpo sua desarmonia na forma de distúrbios do metabolismo: aumento da produção de colesterol, concentração de gordura abaixo da linha da cintura. Alterações na produção dos hormônios, especialmente aqueles diretamente relacionados com o instinto de defesa da vida: adrenalina, acetil/colina, vasopressina, cortisol, serotonina, etc.

O número de situações de estresse real a que estamos submetidos no dia a dia é mínimo se comparado com os episódios de estresse mental/emocional que nós mesmos inventamos e alimentamos.

Todos nós estamos sujeitos a situações em que nossa vida corre risco: acidentes, ataques de animais, agressões, assaltos, etc. No entanto, esses momentos são mais ou menos esporádicos; daí corpo e mente terem tempo suficiente para se recompor até que nova situação surja.

Realidade x Fantasia

Soa estranho ouvir que há um tipo de estresse útil e outro inútil; mas, quando se observa o dia a dia; nem tanto.

A natureza usa a reação de estresse aguda (realidade) na evolução dos seres vivos: movimento, vibração, interação. Já o estresse crônico (ilusão), quase sempre é inútil e doentio; uma espécie de correr sem sair do lugar.

Até é possível que as razões ou o que motivou a situação de estresse crônico tenham lá a sua utilidade pessoal ou até para o bem comum; mas isso é raro, muito raro.

Muitas são as situações habituais de estresse inútil e doentio inseridas no comportamento:

• Nós nos esgotamos ao tentar controlar a vida dos outros, ou tentar manipular os acontecimentos.

• Quando orgulhosos e controladores pensamos que apenas nós fazemos as coisas bem feitas e assumimos tarefas que podem ser delegadas.

Descuidados em assumir a existência passamos a centralizar toda a vida apenas no trabalho, esquecendo outras tarefas. Nós nos viciamos nele e desesperamos quando somos descartados ou substituídos.

Sem perceber nós nos tornamos:

• Escravos da rotina que aliena.

• Gulosos que querem tudo de uma vez.

- Crédulos que não gostam de pensar e, que se deixam escravizar por valores transitórios criados pela mídia que a cada dia cria novos objetos do desejo.
- Inseguros que tentam se afirmar a qualquer preço, por meio da valorização do ter, possuir, aparentar.

MATERIALIZAÇÃO DE UM ESTILO DE VIDA

Antes de rotularmos a neurose tal qual um distúrbio psicológico ou uma doença, devemos ter em mente que a condição neurótica representa um estilo de vida – a base da neurose é a competição.

Ela nos foi dada como herança cultural e educativa, pois aprendemos com nossos pais e as outras pessoas esse estilo de viver ou de sobreviver. Mas, se experimentamos problemas devido a isso, não podemos jogar a responsabilidade apenas na educação recebida, pois manter ou exacerbar essa condição cultural é responsabilidade de cada um de nós.

Por outro lado, na hora de tentar resolver a perda da qualidade de vida que ela traz, não adianta tentar terceirizar a responsabilidade pela resolução definitiva. O estilo de viver guiado pela neurose nos induz a delegar aos outros as escolhas e diretrizes de nossa existência, cujos frutos futuros teremos de digerir quer queiramos ou não, quer aceitemos ou não.

As crianças desde muito pequenas devem aprender que os débitos perante a vida não serão ressarcidos em dólar, real, euro ou sofrimento; mas sim, com a reparação gerada pela mudança no padrão de atitudes.

A marca registrada da "vida moderna" é o desejo e a capacidade de competir; como se estivéssemos disputando uma corrida.

Sobrepujar o outro quase se torna a razão de viver de muitos, é sua meta principal de vida; alguns o fazem de forma descuidada e perigosa.

Tomemos como exemplo: uma fila única; apenas um pode ser o primeiro; muitas pessoas não têm paciência para esperar sua vez, e para tomar o lugar do que está na frente não medem consequências, para elas vale tudo: empurrar, dar rasteira...

Muitos se conformam em não atingir os primeiros postos, em não conseguir andar no pelotão de elite, daí passam a competir com os que andam no mesmo ritmo, ou lado a lado.

Os irmãos são criados em um clima de competição. Pais e mães competem com os filhos. Maridos e mulheres tornam-se adversários. Em uma empresa para tomar o lugar do chefe ou passar o colega para trás vale tudo.

A projeção é um fator de peso na construção do estresse crônico. Tentamos nos defender das artimanhas dos outros; como se todo mundo fosse nos passar para trás. Muita gente passa boa parte do dia maquinando como derrotar seus ilusórios inimigos ou seus concorrentes, incrementando um estresse mais do que doentio; pois gera kharma.

Perigo Crônico

Inventar medos e alimentar a ansiedade quase se tornou nossa marca registrada.

A forma de estar em perigo constante, uma ideia que nos foi vendida pela educação e a mídia, nos conduz a uma situação limite muito perigosa, pois passamos a correr o risco de nos tornar inadequados para viver no mundo contemporâneo; a ressalva é que sempre podemos contrariar o "modus vivendi" ao usarmos a capacidade de pensar; ser diferente da maioria é a moderna cruz a carregar; uma espécie de porta estreita.

A velocidade, a intensidade e a constância com que as informações carregadas de conteúdo, capazes de criar e alimentar tanto o medo quanto a ansiedade doentia, que chegam até nós nos impedem de estruturar mecanismos de defesa, capazes de nos proteger do clima de desastre iminente, que elas trazem consigo.

Nem sempre as pessoas que espalham boatos, notícias, com capacidade para nos amedrontar e exacerbar a ansiedade, o fazem de forma planejada para nos vender a solução; a maior parte das vezes todo o processo é subconsciente, questão de piloto automático, fazer para depois pensar.

A maior parte de nossas paranoias vai se materializar no corpo físico, trazendo doenças inicialmente de mau funcionamento, segunda fase já doenças degenerativas e grande possibilidade de desencarnação.

QUANDO A NORMALIDADE PASSA A ENTEDIAR

Como uma droga, o estresse vicia...

Na fase de baixa ou de depressão orgânica do estresse almejamos ir para um lugar e descansar, relaxar. No entanto, logo depois de algumas horas ou de poucos dias longe do corre-corre nós passamos a nos entediar, e não vemos a hora de voltar ao batente.

Estresse crônico: perigo à vista | *Coleção: A saúde na transição planetária*

Isso, quando conseguimos realmente desligar durante o repouso.

Daí a pergunta: – Será que estou viciado em situações que levam ao estresse?

Podemos dizer que sim, pois os hormônios liberados durante a reação de estresse criam uma situação de aumento de criatividade e de resolução de situações fora dos antigos padrões e a pessoa, sem perceber, passa a buscar mais adrenalina e outros hormônios liberados nessas situações até em momentos de lazer: esportes radicais ou perigosos, entretenimentos com elevado teor de clima de suspense, terror, etc.

Há um risco de dependência química nas fases de depressão energética e física pós-estresse. Podemos passar a nos dopar com estimulantes para levar um simples e corriqueiro cotidiano tornando o futuro bastante sombrio.

Entrar em qualquer situação desse tipo que vicia é muito fácil; sair é complicado, principalmente devido a dois fatores: falta de vontade e de honestidade de propósitos.

Mentimos para nós próprios e para os outros quando dizemos que não somos capazes de sair de uma determinada situação viciosa; na verdade, desejamos continuar nela e nos enganar, tornando a vida complicada em razão da culpa e da própria mentira. Mais fácil, mais eficiente e simples seria nós admitirmos: ainda não desejo largar o vício. E que aceito assumir as consequências sem desculpa.

    Outro problema: dia menos dia concluiremos que não temos livre-arbítrio pleno; nossa vida não nos pertence de forma integral. Sempre alguém depende de nós e do nosso bem-estar – nós somos seres interativos e interdependentes; desse ponto em diante: mais um conflito a ser resolvido pela consciência.

    Eliminar o vício do estresse crônico exige discernimento, boa vontade e capacidade de executar. De fato, não é para qualquer um não...

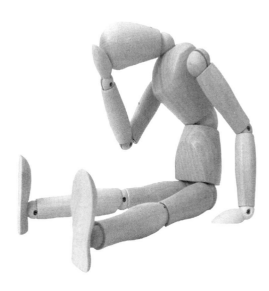

Capítulo 03

O PAPEL DO ESTILO DE VIDA NA INSTALAÇÃO E MANUTENÇÃO DO ESTRESSE CRÔNICO

Com a ressalva da individualidade e das características e tendências inatas; de certa forma e até certo ponto nós somos produto do meio em que fomos criados.

O DESEJO DE CONSUMO VEM DE BERÇO

Os valores da sociedade capitalista são tão malucos que as pessoas usam os próprios filhos na forma de material de competição. Todo mundo quer o mais bonito, o mais gordinho, o mais inteligente, o mais saudável; não importa se vai se tornar o mais infeliz, o mais depressivo, o mais paranoico, ou um aproveitador bem-sucedido.

A paranoia nesse caso é o medo de não atingir os padrões estabelecidos. É desencadeada por conceitos de normalidade baseados em padrões estatísticos; e os pais começam a se angustiar quando os filhos não atendem ao que foi padronizado como beleza e precocidade.

São comuns as pessoas que se angustiam tentando manipular e controlar a vida dos filhos; projetam-se neles, desrespeitando-os, rotulando-os; descuidadas interferem em coisas primárias: o que ou o quanto comem; o que podem ou não vestir; o que está na moda; até mesmo nas situações naturais e fisiológicas tais quais: urinar, evacuar, dormir.

Impressiona a quantidade de estímulos e brinquedos que são oferecidos hoje à criança pequena na tentativa de apressar seu desenvolvimento, como se isso fosse motivo de orgulho.

A excessiva quantidade de adrenalina e cortisol produzidos pelo organismo delas, desde muito pequenas, deve ser motivo de estudos e de muita, mas muita preocupação mesmo para os pais e responsáveis.

Nesta forma de viver, são treinadas para serem as melhores de todas, as mais competitivas, as que ganham tudo. Além disso, desde tenra idade são estimuladas a cobrarem-se quando não sobrepujam os outros, e não é permitido que elas aprendam a perder. E para tanto, podem viver no médico em tratamento de doenças derivadas de seus conflitos íntimos estimulados e exacerbados pela família; para que sempre ganhem, que sejam melhores do que as outras.

Nesse mecanismo há uma armadilha: muitos pais verbalizam para a criança que ela deve preocupar-se apenas consigo mesma quanto a resultados; que ganhar ou perder faz parte do jogo; que não deve se cobrar para ser a melhor; tudo da boca para fora; suas atitudes diárias não percebidas fazem exatamente o contrário; e as cobranças subliminares são as mais destrutivas. Todo cuidado é pouco.

O estilo de educação neurótico é cruel: ensina e estimula a criança a criar um turbilhão de sonhos, desejos e expectativas; mas não permite que se frustre. Devíamos vacinar nossas crianças contra desejos inúteis, vontades inadequadas, frustração.

O STATUS E O ESTRESSE

Quem não é estressado hoje em dia é considerado preguiçoso...

No meio sociocultural em que vivemos estar estressado ganhou símbolo de status; quem se queixa de estresse é dinâmico, batalhador, vencedor.

Quem não estiver ou não aparentar estresse é um sujeito acomodado, preguiçoso até, perdedor, mal-visto.

Os que ousarem a não curtir o barulho, o trânsito caótico, as baladas e o agito dos dias e das noites são caretas.

Um grande problema é a confusão com estafa, que é uma das consequências naturais do estresse crônico mal resolvido.

Um dos mais importantes focos de estafa está no trabalho e, na forma como é desenvolvido.

Nas empresas, a concorrência feroz gera a política de resultados para ontem. Isso faz com que os funcionários sejam pressionados até o limite para que os apresentem na forma de metas de lucros, o resto não importa. Pois, a sociedade atual também é a das coisas descartáveis; tanto faz que sejam coisas, objetos ou pessoas:

Deixou de servir? Joga fora. Troca-se tudo com facilidade, até pessoas.

Crianças que conseguem manter o próprio ritmo são logo rotuladas de problemáticas; quanto mais atividades paralelas ao estudo a criança mantiver, mais vitoriosa ela é. E o sonho de consumo delas para brincar: brinquedos de última geração, celulares dos mais modernos, brincadeiras radicais.

As crianças estão proibidas de inventar seus próprios brinquedos e brincadeiras; tanto uns quanto outros devem ser inventados e produzidos por adultos para gerar mercado e marketing.

O entretenimento infantil é "bolado" para prender a atenção e para servir de carro-chefe para vender produtos e brinquedos.

Tudo deve gerar estresse e adrenalina para manter a atenção e estimular o desejo. De desenhos animados a filmes e músicas tudo é criado para venda e consumo, usando-se para isso garotos-propaganda expoentes da mídia (nem sempre bem preparados para a tarefa) que, perigosamente, podem ser adotados pela criança tais quais modelo.

O que se planta se colhe sempre.

Em se tratando de lazer na infância e na juventude não poderia ser diferente.

Na fase seguinte ou adolescência, depois dos games, vem a busca pela prática de esportes perigosos, ao menos na aparência ou à primeira vista, e que envolvem sempre as famosas descargas de adrenalina. Já nessa época da vida a pessoa começa a necessitar das sensações que ela gera para manter uma vida emocionante e realizada para evitar o tédio. Daí para o álcool e drogas mais "pesadas" é um pequeno passo.

Exemplo:

Jovens que necessitam contradizer os pais e a sociedade pichando muros e paredes, descarregando baldes de adrenalina ao correr o risco de serem pegos em flagrante; sofrem desse tipo de problema: viciados em adrenalina e, claro: mal-educados.

É lamentável, e uma omissão imperdoável, os educadores da área da saúde não alertarem, de forma clara, para esse sério problema: as crianças de hoje sofrem de doenças relacionadas com o estresse crônico que há pouco tempo se manifestava somente em adultos.

SOB O JUGO DA INFORMAÇÃO

Boa parte de nós tem dificuldades em processar adequadamente apenas uma informação de cada vez; o que dizer de várias ao mesmo tempo; o excesso delas passou a ser uma forma de domínio e de controle de uns sobre outros, devido à precária condição da maioria em discernir.

A velocidade e a quantidade delas a que estamos submetidos, conduz à pouca capacidade de separar a informação e o conhecimento útil do inútil e nocivo.

Estresse crônico: perigo à vista | *Coleção: A saúde na transição planetária*

Alguns órgãos de informação veiculam as notícias que atraem boa parte das pessoas viciadas em estresse: violência, assassinatos, roubos, guerras. Isso alimenta o medo e a ansiedade e cria um *clima artificial* de insegurança, insatisfação, desconfiança do próximo, e pânico.

Separar a verdade da mentira, a ilusão da realidade torna-se cada dia uma tarefa mais complexa e urgente; pois informação é semelhante à comida – por mais deliciosa e saudável que seja, quando em excesso faz mal, adoece e pode até matar.

Os meios de informação estão atrelados aos interesses de grupos financeiros que desejam forçar de todas as formas o consumo; não se importam com as consequências.

Por exemplo:

Andar sempre na moda, estar por dentro de todas as novas tendências e ondas; tudo isso dá uma canseira e um desgaste enorme.

O PRAZER A QUALQUER CUSTO

Gozar a vida é palavra de ordem da mídia.

Mas o que é a mídia? Senão a permissão que damos aos outros para que controlem nossas vidas?

Algumas informações escravizam, tanto os evangelizados quanto os "pagãos" da atualidade, e mantêm reféns dos pecados capitais, que são a fonte de trabalho dos que estão a serviço do prazer a qualquer custo e preço; mesmo que seja a doença. Espertos não perdem a viagem, e logo tentam vender o produto da moda e até, na cara dura, tentam vender a ideia de cura para a doença que ajudaram a criar.

Exemplo:

Gula: obesidade; enfarte, gota, etc.

Avareza: fibromialgia, tendinite, artrite, etc.

Soberba: os mais do que os outros, depressão, pânico, etc.

A ROTINA QUE ALIENA

A "mesmice de sempre", prazerosa ou sofredora, retarda o desenvolvimento da inteligência. Claro que sair dela aborrece; pois exige o uso do discernimento.

Quando sistematicamente repetimos as mesmas coisas, criamos uma rotina que nos aliena e nos põe em condição de pré-depressão psíquica e com um pé em doenças cruéis tal qual o Alzheimer.

O paradoxo criado entre a busca pela segurança, pelo conforto e o desejo de viver situações novas, cria desgaste emocional, psíquico e orgânico que nos deixa vulneráveis a desequilíbrios na produção de hormônios e secreções que o corpo libera em situações mínimas de risco.

CONTROLE ATRAVÉS DO MEDO E DA ANSIEDADE

Em uma sociedade onde tudo se compra e vende, ampliar o medo e a ansiedade nas pessoas passa a ser excelente fonte de renda e de tentativa de domínio.

Qualquer situação é motivo para que as pessoas cultivem medos. Se a criança ainda não os tem, logo os adultos inventam uma maneira de ajudá-las a consegui-los; como forma de controlar suas atitudes.

Pais e mães que usam o grito, na forma de recurso pedagógico, demonstram pouca competência ao imaginar que seus berros incutam medo e, pior: que os façam respeitados.

Mesmo na hora de ensinar à criança a lei de causa e efeito procura-se incutir nela medo de assumir a responsabilidade pelas suas escolhas; como se a lei de retorno fosse apenas para escolhas inadequadas.

O sentimento de medo sempre foi uma ferramenta de controle de uma pessoa pela outra.

Quanto mais vulnerável ao medo alguém seja mais fácil é manipular, explorar essa pessoa.

Com frequência nós tentamos controlar a vida das outras pessoas usando o temor e o fazemos de forma subconsciente; pois na maior parte dos casos não é uma atitude planejada.

A ansiedade mórbida também é fruto da aceleração e do excesso de informações. O casamento da ansiedade com o medo é uma das bases de sustentação do estresse crônico.

Quando levados ao extremo são os agentes que levam algumas pessoas ao pavor de sentir medo, originando a Síndrome do Pânico.

O PODER DO DINHEIRO

Não vos canseis pelo ouro... (Jesus).

Quanto mais se tem, mais se gasta, mais se deseja, mais se deve incansavelmente, indefinidamente, até que nos esgotemos e o sistema se esgote até que seja recriado em bases quase semelhantes.

A falta de dinheiro é umas das nossas principais queixas no sistema de viver atual; e nesse assunto dois aspectos negativos e perigosos para nossa paz são marcantes: a usura e a avareza.

Não seguirmos as recomendações de Jesus e de outros para viver com simplicidade. Quando temos muito, sofremos e nos angustiamos para armazenar mais, somos insaciáveis e quando temos pouco, nos angustiamos para angariar o que imaginamos seja o suficiente; mas o que é suficiente para o hoje, pela ação da mídia e da inflação criada pelo poder financeiro, logo deixa de ser para o amanhã.

Desde o princípio sempre foi assim. Mas, em uma época em que tudo se vende e compra, o que mais se ouve no presente são os reclamos a respeito da parte financeira.

Lógico que a cada dia fica mais difícil discernir entre a previdência e a avareza; mas a vida na sua simplicidade nos ajuda por meio das perdas de todos os tipos: do financeiro ao afetivo-sentimental. Exemplo: passar por muitas perdas é um dos álibis para justificar um estado depressivo.

Em um sucinto resumo do capítulo de *O Evangelho Segundo o Espiritismo* que trata da riqueza e do bom ou mau uso que se possa fazer dela; da desigualdade das riquezas, da forma como usamos nossas capacidades (*Parábola dos talentos*) culminando com o conceito da verdadeira propriedade; podemos concluir facilmente que a riqueza não deve ser desprezada nem idolatrada. Podemos até dividir a riqueza em natural, que é aquela que surge de forma espontânea sem que o indivíduo a busque com sofreguidão, e a ambiciosa, fruto de uma busca sôfrega e angustiante de possuir mais do que os outros.

O treino para alcançar o desprendimento dos bens terrenos torna-se um seguro tanto de qualidade quanto de vida (vale ressaltar que o desprendido não é estroina nem relapso, muito menos um negociante de riquezas espirituais): Não se trata de uma atitude emocional, pois requer inteligência para que a fé raciocinada crie uma base sólida capaz de sustentar a prática, tão necessária em um momento como este, em que podemos dormir muito ricos e acordar muito pobres.

A riqueza se desmaterializou muito rápido e nos desarticulou. Muitos de nós não são capazes de lidar com débitos e créditos on-line e andamos sempre no vermelho seja no cheque especial, no cartão de crédito e em outras formas de expressão de riqueza e de pobreza da época atual.

Capítulo 04

FATORES ÍNTIMOS PARTICIPANTES DO ESTRESSE CRÔNICO

Algumas características da nossa personalidade, certos impulsos e tendências podem reforçar o estresse crônico ou atenuá-lo.

FALTA DE MATURIDADE

Antevendo a problemática da vida contemporânea, muitos Avatares e seres iluminados adivinhando as mortes em massa, decorrentes da última fase do estresse crônico. Eles nos orientaram para o progresso espiritual, por meio de uma vida prática, simples e inteligente, honesta e justa para que não houvesse desperdício de tempo nem de talentos, ou seja: o sofrimento.

A fase de conhecimento desses avisos de forma erudita, simples ou calcada nos ditados populares está ficando para trás, já era. O momento é de praticá-los exaustivamente por opção ou na forma de pressão, porém com inteligência. Uma forma de lembrar: andar com "colinhas" ou lembretes no bolso, para serem lidas em qualquer folga do dia; não desperdiçar um minuto.

Nós estamos insatisfeitos em muitos sentidos, pois, para que se cumpra a Lei de Progresso, somos impelidos pela inteligência a buscar sempre mais, e o melhor para nós; o problema é lidar com o sentimento de insatisfação negativa que a cada dia, sob a ação da mídia, torna-se mais frustrante (até dando origem a sentimentos tão nocivos tais quais inveja e depressão).

Quando pouco conscientes de quem somos nós e o que fazemos aqui; a indecisão nos domina. Ficamos divididos entre o desejo de continuar com algumas vantagens da infância evolutiva; dentre elas a mais crucial: a falta de responsabilidade de qualquer tipo. Contudo, desejamos usufruir de todas as vantagens do ser adulto. Esse conflito nos retém em fases em que já somos capazes de superar. Inevitável que esse conflito e todos os outros nos deixem estressados, lentamente.

O PRECÁRIO CONHECIMENTO DE NÓS MESMOS

Algumas pessoas são estressadas de nascença; nascem em pleno estresse quase crônico caminhando rapidamente para a exaustão, doença e morte já na infância.

Algumas tendências, impulsos, compulsões e características de personalidade inatas nos levam a um desgaste muito rápido, até mesmo quando estamos submetidos a situações mais ou menos corriqueiras para os outros.

Interessante identificar se nós somos:

Perfeccionistas

Exigir perfeição de si próprio e consequentemente dos outros leva o indivíduo a não relaxar o suficiente. O orgulho de querer fazer tudo de forma a não receber nenhuma crítica consome a vitalidade de forma marcante.

Exigentes

Querer que tudo corra sempre segundo nossas vontades e desejos desgasta e cansa. Impaciência e intolerância se somam para criar o meticuloso mandão e egoísta que tenta dominar, custe o que custar.

Controladores

O medo de perder o controle das coisas ou da vida das outras pessoas, e executar tarefas que podem ser delegadas a outros, lhes dando oportunidades, leva com facilidade ao estresse crônico.

Ansiosos

Alguns já nascem com a tendência de atropelar os fatos e acontecimentos. Se educados em um meio neurótico, torna-se para eles quase que impossível manter a serenidade frente às situações mais amenas para outros.

Os pouco conscientes, que vivem segundo impulsos e compulsões, logo descambam para atitudes viciosas: drogas, alimentos, sexualidade desregrada, etc.

Inseguros

O medo da avaliação dos outros, mais o orgulho conduzem o indivíduo a viver sob pressão, de forma contínua, exercida por ele sobre si mesmo. Não saber quem somos e o que fazemos aqui nos conduz ao imobilismo tão bem representado pela angústia.

Impacientes

Querer tudo para ontem torna a vida da pessoa e de quem convive com ela um tormento. Quando inteligente torna-se um chato e quando lento no pensar torna-se agressivo e cruel, agride quando as coisas não acontecem segundo o tempo de seus desejos.

Intolerantes

O impaciente chamado de "pavio curto" vive criando atritos com tudo, com todos e cria embaraços para sua própria vida. O que não tolera é um orgulhoso, egoísta, medroso, agressivo: um perigo para a paz de todo mundo, tanto a sua quanto a dos outros – uma verdadeira máquina de fazer "kharma" individual e coletivo.

Mentirosos

Sustentar uma mentira desgasta, e o medo de ser descoberto deixa o sujeito muito estressado, esgotado.

A facilidade para "mentir mentira" é uma das maiores armadilhas a nos levar para o lado escuro da vida, tanto que o Mestre Jesus nos alertou sobre ela, ao nos deixar de forma clara o caminho: somente a verdade nos libertará das sombras do mal, da dor e do sofrer.

O mentiroso sempre tenta escapar da lei, às vezes, de forma compulsiva e quase inocente, noutras situações de forma premeditada e até cruel.

Mentir também é ato de aprendizagem. A mentira é um dos quatro pilares da atual forma de educar: medo, mentira, suborno e chantagem.

Avarentos

Em uma sociedade onde tudo se mede pelas aparências, acúmulo de posses e títulos; perder algo ou sofrer qualquer tipo de prejuízo nos leva até o desespero, à obsessão e até a morte.

Até deixar de ganhar nos gera estresse e muito.

A avareza conduz facilmente à agiotagem, um dos grandes crimes contra o próximo.

O agiota é um ser que se aproveita das dificuldades financeiras do próximo levando-o ao fundo do poço, destruindo vidas, sonhos, famílias, integridade, provocando suicídios, doenças e mortes.

Invejosos

O desejo de possuir o que ao outro pertence leva à destruidora insatisfação negativa crônica, um sentimento que desgasta. A onda mental do invejoso é capaz de produzir estragos na vida e na saúde da sua vítima. No entanto, uma das metas de vida mais comuns da atualidade é nos fazermos invejados pelas nossas conquistas...

Desconheço o autor, mas ouvi uma frase que representa alguns focos de estresse em nossa atual sociedade.

Estresse crônico: perigo à vista | *Coleção: A saúde na transição planetária*

Comprar um carro zero que você não precisa; com um dinheiro que não tem; para provocar inveja num vizinho que não gosta.

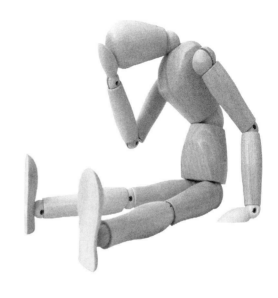

Capítulo 05

ALGUMAS SEQUELAS DO ESTRESSE CRÔNICO

As alterações geradas no corpo a partir das reações de ataque – defesa – adaptação – esgotamento são, de forma geral, profundas no organismo. As mais importantes são as causadas ao sistema endócrino especialmente na adenipófise e na suprarrenal.

SEM TEMPO PARA SE ADAPTAR

Na vida contemporânea os que deixarem tudo para a última hora terão extrema dificuldade em apreender as lições e se adaptar para seguir em frente...

Repetindo:

No decorrer da existência nós desenvolvemos mecanismos de defesa quando em perigo.

Ao conjunto dessas reações orgânicas e psíquicas, tipo – ataca ou foge – nós denominamos estresse. Frente ao perigo as possibilidades são três: matamos o bicho, fugimos ou somos devorados.

Em uma situação real em que nossa sobrevivência está em risco, automatizamos um padrão de defesa que envolve todos os sentidos, o corpo e a mente.

Na neurose inventamos perigos permanentes e a polaridade estresse/relax fica totalmente comprometida. Para piorar as coisas, as pessoas conseguiram levar o estresse até para a diversão e o entretenimento.

Evidente que cada pessoa reagirá aos efeitos do estresse crônico de forma particular. Mas as perspectivas para muitas pessoas estressadas são sombrias, uma vez que não haverá vontade de mudança e daí, nem tempo hábil.

ALTERAÇÕES NA POSTURA

Postura: dentre muitas velhas e novas colocações da comunicação – nós a definiremos como forma de pensar, sentir e agir que se materializará no corpo físico tal qual *atitude ou postura corporal*.

Inquietude física: ranger de dentes, sobressaltos, espasmos musculares... Não conseguimos mais relaxar nem durante o sono. Ossos, músculos, tendões, ligamentos, toda a estrutura de sustentação do corpo humano, no estresse crônico, permanecem em tensão e rígidos o tempo todo, e depois de algum tempo é normal que as inflamações comecem: tendinites, L.E.R, bursites, artrites, artroses, fibromialgia, etc.

Todo processo é uma lenta construção dia após dia, acontecimento após acontecimento, e depois de algum tempo surgem os resultados, no caso os sintomas e isso não quer dizer: assim que começaram as sensações ou as queixas, pois todo o mecanismo se inicia bem antes.

Tanto no corpo físico, quanto na parte psicológica e moral: as pessoas se deitam e se levantam cansadas, com o corpo todo dolorido. Isso não é novidade, e para alguns esse problema não é recente. Usando simplesmente a lógica é possível afirmar sem medo de errar que, daqui em diante, ficará muito pior. E, não se trata de uma visão pessimista, mas sim realista. Um dos parâmetros para que tiremos essa conclusão é que, além de iludidos pela esperança de resolução mágica ainda somos lentos em executar mudanças.

Todos os que hoje se desesperam e se revoltam, com suas limitações e dores, começam a perceber que a ação da medicina a cada dia torna-se mais limitada. O alívio que os remédios proporcionam é cada vez menos intenso e o tempo de duração do efeito é cada vez menor.

IRREGULARIDADES NA CIRCULAÇÃO DA CABEÇA

A tensão permanente, localizada principalmente nas costas e na coluna cervical, faz com que a chegada de sangue à cabeça diminua ou se torne irregular com muitos altos e baixos. Com isso: a visão está cada vez pior, um dia o sujeito enxerga bem e outro não. A cada dia mais e mais pessoas apresentam dificuldade de concentração, tonturas, vertigem ligada aos desajustes emocionais e até crises de labirintite. A memória está ficando deficiente para gente de todas as idades. O raciocínio está mais lento, qualquer trabalho intelectual desgasta.

MÁ OXIGENAÇÃO

Para piorar a situação dos estressados a ansiedade doentia leva as pessoas a automatizarem um tipo de respiração superficial, usando apenas o tórax e o diafragma, o que faz com que a oxigenação dos órgãos piore a cada dia.

Com frequência torna-se difícil coordenar a respiração com a fala. Ao respirar de forma incorreta as pessoas levam mais ar ao aparelho digestivo do que ao pulmão. Dentre outros problemas isso cria um desconforto chamado aerofagia.

Estresse crônico: perigo à vista | *Coleção: A saúde na transição planetária*

Outro problema é o cansaço e a inflamação dos músculos torácicos e intercostais, e logo surgem as dores que caso sejam do lado esquerdo detonam a qualidade de vida de muitos, pois a associação entre coração – vida e morte – é logo ativada e, a seguir o sujeito imagina estar sofrendo do coração iniciando a maratona de intermináveis exames.

A respiração inadequada é responsável em grande parte pela sensação de esgotamento e de cansaço.

REFLUXO GÁSTRICO – ESOFÁGICO

A cada dia os automatismos orgânicos, desenvolvidos ao longo de milhares de anos, estão sendo desarticulados pelo estresse crônico que com seus hormônios e mediadores químicos lançados na corrente sanguínea, de forma inconstante, criam sensações e distúrbios variados e que assustam.

No caso do refluxo: o aparelho digestivo se esvazia segundo movimentos musculares chamados de peristálticos. Quando o estômago se contrai para mandar o alimento adiante, o anel de musculatura que o liga ao esôfago, automaticamente, se contrai para impedir que o ácido suco gástrico reflua.

Para alguns já é um processo sentido e vivido e já se encontram em tratamento, pois as secreções gástricas e restos de alimentos, ao invés de se encaminhar para o duodeno, sobem para o esôfago, principalmente na posição deitada. Para a maioria o processo é silencioso e reflui apenas gás (arroto); nesse caso o estrago é maior ainda; pois o processo é lento e não causa desconforto imediato e ao longo do tempo acentua: rinites, sinusites, esofagite, faringite crônica.

Do estômago para cima ninguém está preparado para a acidez gástrica. E a parte superior do corpo ligada a esse processo tenta se defender produzindo mais e mais muco; e para complicar nossa vida o processo inflamatório crônico cria terreno propício para uma verdadeira "pandemia" de câncer nesses tecidos, caso as condições de particularidades individuais sejam favoráveis.

DIABETES E ALTERAÇÕES DO METABOLISMO

Embora o organismo reaja amplamente frente ao perigo, alguns sistemas são mais afetados do que outros. Dentre eles, o fígado produz mais colesterol para fornecer energia adicional aos músculos para matar o agressor, afugentá-lo ou fugir. Mas considerando que na situação crônica o risco é ilusório, o colesterol produzido ficará passeando pela circulação, podendo obstruir artérias ou se depositar no próprio fígado. Esse fator, somado à alimentação inadequada, tornou o colesterol em suas várias frações, e os triglicerídeos em "modernas vedetes" do atual sistema de saúde.

O pâncreas é outro órgão muito comprometido com a necessidade de gerar energia adicional quando vivemos situações tipo corre, foge ou morre. Acrescente-se uma dieta inadequada e aumenta cada vez mais o número de pessoas com diabetes.

Razão das alterações rápidas na glicemia:

A partir da reação de alarme institui-se uma *hiperglicemia de emergência*, causada em especial pela descarga de adrenalina; logo pode cair em nível de *hipoglicemia de choque* que pode elevar-se novamente na fase de resistência, seguida pela hipoglicemia terminal na fase de exaustão.

Na fase de adaptação a um determinado agente estressante, após a glicemia ter voltado ao normal, a exposição a outro agente, que gera reação de alarme orgânico, tende a produzir uma hipoglicemia bem mais severa.

SOBREPESO

Em momentos de perigo todo o potencial vai para a sobrevivência; daí o metabolismo torna-se lento; e o antes possível efeito sanfona (emagrece, engorda) para grande parcela daqueles com sobrepeso tornou-se um sonho inatingível. Na atualidade até uma criança com estresse crônico fica com metabolismo tão lento quanto o de um idoso.

Metabolismo das gorduras:

A perda de tecido gorduroso durante a reação adaptativa é um fato marcante. Na fase de resistência ela se reconstitui e pode superar a quantidade normal, para diminuir novamente na fase de exaustão. Mudanças no colesterol também seguem a mesma linha.

DOENÇAS DA TIREOIDE

A ansiedade doentia e o medo estão detonando com a tireoide das pessoas de todas as idades. Nunca houve tantos relatos de problemas envolvendo essa glândula quanto nos últimos anos. Em consequência disso: perder peso tornou-se mais difícil.

A tireoide também é a glândula ligada à auto-estima, talvez isso explique a razão de sua maior incidência em mulheres e principalmente naquelas com sobrepeso.

DISTÚRBIOS DA SEXUALIDADE

Em virtude de envolver todo o sistema glandular, altera e muito a libido, tanto de homens quanto de mulheres, tornando o problema mais agudo e alterando a qualidade de vida das pessoas; deleitando, fazendo a alegria dos produtores e dos comerciantes de artefatos para pessoas com problemas de sexualidade.

Essa situação, somada ao uso de hormônios nos alimentos, mais a intensa estimulação sexual veiculada pela mídia, trouxe a idade de primeira menstruação para oito/nove anos com todos os problemas que isso irá acarretar para essa geração de mulheres.

ALTERAÇÕES NA IMUNIDADE

O excesso de cortisol (cortisona endógena), gerado na situação de estresse crônico, tem feito com que a resistência das pessoas diminua e a baixa da imunidade faça aumentar cada vez mais as infeções de repetição. Em destaque, as doenças geradas por agentes oportunistas, tais quais Fungo Cândida Albicans e o vírus do Herpes.

Dentre outras alterações ligadas à imunossupressão:

O timo sofre involução produzida pela quantidade excessiva de corticoides. As alterações celulares e funcionais seguem a sequência das várias fases da SGA, assim também nos demais órgãos e sistemas, mas com reações muito mais fortes, tendendo a regredir de forma muito rápida e intensamente sob o sistema de vida atual. Folículos linfáticos, baço e demais funções linfáticas são afetados de forma semelhante, mas bem menos que o timo.

AUMENTO DAS ALERGIAS

Outro fator importante é com relação às alergias de todos os tipos que crescem em progressão geométrica; claro que com a ajuda do aumento dos agentes causadores e não apenas com o desajuste gerado pelo estresse.

GASTRITE E DOENÇAS DO APARELHO DIGESTIVO

O aparelho digestivo sofre muito com essa situação, uma vez que o medo e a ansiedade fazem com que aumente a secreção do estômago, o que, aliado à mastigação preguiçosa e apressada cria intermináveis processos de gastrites recorrentes, úlceras de estômago e duodeno, além de colites, hemorroidas, etc.

As disfunções dos cólons com diarreia e cólicas intensas, além do câncer, também têm aumentado de forma significativa.

Estresse crônico: perigo à vista | *Coleção: A saúde na transição planetária*

DOENÇAS AUTOIMUNES

A resposta que o corpo dá sempre envolve vários órgãos e sistemas fazendo com que funcionem em excesso e de forma descontrolada.

O próprio sistema de defesa pode começar a gerar danos secundários nele próprio, tais quais as doenças autoimunes: lúpus, tireoidites, artrites, alguns tipos de diabetes... Esse tipo de doença aumenta dia a dia atingindo em maior número crianças e jovens.

A partir de um determinado ponto da SGA o sistema linfático passa à fase de autoagressão. O número de vacinas a que as pessoas hoje estão submetidas, em destaque as crianças que chegam a tomar duas ou mais ao mesmo tempo, provavelmente ajude o sistema imunitário a "enlouquecer". Mas, é incontestável que o número de casos aumenta em proporção fora do antigo contexto.

A DANÇA DA PRESSÃO ARTERIAL

A SGA cria exigências de aumento do trabalho do coração: pela sobrecarga de aumento da resistência à passagem do sangue, sobrecarga de volume, taquicardias, adaptação ao exercício físico; alterações na microcirculação e no sistema linfático se fazem necessárias gerando adaptações agudas ou crônicas.

Em situações de perigo produzimos mais catecolaminas, adrenalina e vasopressina. Quando a produção dela e de outros hormônios e substâncias mediadoras é descontrolada passamos a correr o risco de sensações estranhas que podem levar senão ao pânico, também a uma perda intensa da qualidade de vida. Palpitações, sensação de calor e de frio; parece que o coração vai parar ou sair pela boca, angústia e vontade de correr não se sabe para onde.

Muitos estressados estão no limite orgânico e vivem a dança da pressão que sobe e desce todo momento. Muita gente, que se tiver a pressão auferida cem vezes ao dia apresenta medidas diferentes, de acordo com o teor das emoções que estavam em andamento.

O número de pessoas rotuladas de hipertensas, sem que o sejam realmente, é enorme; e o pior para elas é que tomam medicamentos, às vezes, tão desnecessários quanto onerosos.

AUMENTO DAS DOENÇAS RENAIS

A diminuição ou a elevação do fluxo sanguíneo, em decorrência da vasoconstrição seletiva das várias fases, pode levar a disfunções ou lesão do rim – agudas ou crônicas; reversíveis ou não.

O sistema renal tem importância fundamental no equilíbrio ácidobásico especialmente através do bicarbonato.

Interagindo com a área medular da suprarrenal torna os processos mais complexos. Logo após uma reação de alarme estressante a pressão arterial sobe, relacionada com a produção de catecolaminas; na fase seguinte a PA desde e na fase seguinte torna a subir podendo permanecer elevada.

INTERAÇÕES MEDICAMENTOSAS

O consumo de fármacos que já é considerável aumenta muito sob os sintomas do estresse; o estudo das interações entre eles ainda é superficial e apenas in vitro ou em cobaias; a condição dinâmica da vida humana não é levada em consideração por todos os interessados, da indústria ao consumidor, passando pela medicina e Instituições públicas de proteção e controle.

A pressa em resultados faz com que as pessoas tomem remédios demais; o que gera grande número de efeitos colaterais que se confundem com os sintomas das doenças propriamente ditas.

Nesse caso, no estilo de vida atual é quase impossível determinar responsabilidades nesse "efeito cascata" e identificar quem causou o que – pois os protocolos de análises químicas não estão preparados para isso.

E para complicar mais ainda o processo:

- A possibilidade de medicamentos interagindo com produtos químicos usados na agricultura, na produção de alimentos, cosméticos, produtos de limpeza; substâncias inaladas também não são levadas em conta pelos organismos encarregados de proteger os consumidores.

Além disso:

- O organismo estressado de forma crônica também reage de forma peculiar, o que raramente é levado em consideração.

Tudo leva a crer que caminhamos para um beco sem saída; e que a melhor política de vida é diminuir a exposição a qualquer tipo de produtos químicos.

PERDA RÁPIDA DA CAPACIDADE DE ADAPTAÇÃO: FASE DE DOENÇA E MORTE

Criar uma doença é como fazer um bolo, são necessários vários ingredientes que combinados dão o resultado final. E, os envolvidos na criação do estresse crônico já se encontram misturados e prontos para ir ao forno.

A maior parte das pessoas de todas as idades e grupos sociais já se encontra no limite mental, emocional, afetivo, social e físico. Basta uma situação qualquer para provocar uma crise existencial, uma crise de depressão, angústia ou pânico, uma doença, uma agressão aparentemente sem motivo, um rompimento afetivo, etc.

Estar no limite propicia às pessoas incrível chance de aprender ou ir ao fundo do poço, em um segundo. Fazendo uma brincadeira com o conceito tempo: o que antes apenas cabia em uma hora, neste momento cabe num segundo. As oportunidades de viver e morrer nunca estiveram tão próximas umas das outras e tão embaralhadas.

Quando se está no limite das forças orgânicas, mentais e emocionais dois passos custam mais do que toda a caminhada. Até pouco tempo algumas situações nos pareciam mais leves e mais fáceis de ser gerenciadas, hoje algumas nos parecem o fim do mundo, algo tal qual uma barreira intransponível.

No limite, tudo parece mais pesado e difícil, extrapolados os limites, perdemos totalmente a pouca capacidade de lidar com as frustrações que possuíamos.

As deficiências de caráter aparecem subitamente e sem controle detrás das máscaras sociais que ostentávamos.

Principalmente a agressividade fica à flor da pele na sua vida de relações: na família, no trabalho, com os amigos, no trânsito, nas filas da burocracia, etc. As explosões, motivadas pelas situações que não se justificam em dado momento, decorrem do acúmulo que a maior parte não é capaz de verbalizar no momento da ocorrência.

Os distúrbios ligados à afetividade tais quais: a dificuldade de encontrar parceiros; as separações litigiosas ou não que aumentam em progressão geométrica; o aumento do número de órfãos de pais vivos, feito crianças abandonadas; o predomínio das relações sem compromisso formal – um parâmetro a ser considerado, pois cresce o número de irmãos de pais diferentes sem que as pessoas estejam preparadas para lidar com as situações emocionais e afetivas que esse tipo de família traz consigo.

Frustradas e vendo seus sonhos cada vez mais distantes, devido às sensações que o estresse crônico traz, as pessoas tendem a adentrar cada vez mais rápida e profundamente à depressão, ao pânico e às inevitáveis somatizações.

A angústia de se sentir em um beco sem saída e sem forças para reagir detona com a qualidade de vida do estressado e dificulta, de todas as formas, a sua recuperação. Nessa condição a pessoa se torna presa fácil dos predadores que tentam vender-lhe soluções mágicas.

Alguns desdobramentos do estresse crônico:

- Neurastenia.
- "Apagão humano" ou falta de energia vital.
- Falta de motivação para a vida.
- Sensação de esgotamento.
- Distimia (tristeza crônica).

- Perda da esperança.
- Perda das contenções sociais.
- Doenças mentais.
- Vazão da agressividade e violência.
- Depressão, angústia existencial, pânico.
- Ideias de suicídio.
- Somatizações.

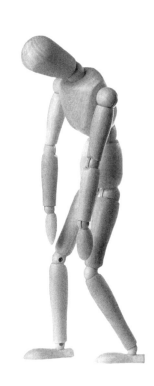

Capítulo 06

ALTERNATIVAS DE CONVIVÊNCIA COM O ESTRESSE CRÔNICO

Na vida humana sempre há saída para tudo e nada é definitivo. E os acontecimentos e experiências de vida que para alguns é o fim do mundo para outros é mais suave.

OPÇÕES POSSÍVEIS

Em se tratando de maioria: acabar com o estresse crônico na vida contemporânea é quase impossível.

Nós nos tornamos reféns do sistema.

A única solução é aprender a gerenciá-lo e até a tirar proveito dele. Da maneira correta, é claro, pois muitas pessoas tiram proveito do estresse crônico dos outros, indicando-lhes caminhos simplórios e inadequados ou remédios mágicos. É preciso que cada um tire, do estado de se sentir em estresse crônico, as lições necessárias e que as aprenda e as pratique – esse é o proveito.

O passo inicial para lidar de forma proveitosa com um problema é analisar, estudar cada detalhe para tentar achar a solução para cada momento.

Resolver o estresse crônico exige planejamento, trabalho e determinação.

É preciso aprender a separar as soluções temporárias e paliativas das definitivas.

O método mais fácil e prático é lembrar sempre o seguinte: tudo que seja originado do uso de um recurso passivo é temporário. O que depende de inteligência e esforço é conquista relativa; definitiva? Porque quando o indivíduo deseja e trabalha sempre pode reformar o que antes imaginava de forma definitiva.

RECURSOS PALIATIVOS

As soluções quebra-galho, além de temporárias, ainda podem agravar ou complicar a situação futura. São recursos que a natureza empresta. Contudo, se usados de forma descuidada ou inadequada podem causar graves prejuízos.

Medicina e medicamentos

Nenhum tratamento médico ou medicamento poderá resolver os problemas do estresse crônico, ao contrário, às vezes, pode até agravá-los.

O efeito colateral dos medicamentos é um exemplo muito claro que muitos teimam em ignorar. Mas, não se trata apenas disso. Qualquer intervenção ou tratamento em que o interessado se mantenha passivo é apenas capaz de atenuar ou mascarar sintomas e problemas, o que de certa forma dá permissão ao indivíduo para continuar a gerenciar sua vida como antes, sem nenhum esforço radical de mudança, atitude que certamente vai trazer o problema de volta ou promover uma substituição de um simples por outro mais complexo.

Quem já concluiu que a resolução das dificuldades existenciais do ser humano apenas se faz com o uso da inteligência, do planejamento e do trabalho está mais perto de uma solução viável para seus antigos sofrimentos.

Ao tentar resolver os problemas do estresse crônico somos tentados a isolar cada efeito como se fosse causa original.

E caímos em uma armadilha. Exemplo: uma pessoa passou a ter crises de tontura, memória ruim, raciocínio que cansa, neurastenia, e dores nas costas, falta de motivação para o trabalho, desejo de se isolar...; vai ao médico, sua queixa principal é a tontura. Apenas medicar a vertigem vai resolver temporariamente, e a tontura vai retornar dia menos dia se as condições de vida forem mantidas ou quando a medicação for interrompida; e é provável que a pessoa tenha de tomar o remédio de forma contínua. Além disso, a pessoa corre o risco de continuar com crises mesmo usando de forma correta os remédios indicados, e isso se explica através da compreensão da SGA: o organismo se adapta ao medicamento e depois surge o chamado: Efeito rebote.

Além disso:

A visão separatista e parcial do problema conduz a outros desdobramentos do estresse crônico, pois provavelmente essa pessoa vai consultar vários especialistas que vão receitar.

Ao se usar vários remédios logo se instala o efeito cascata dos efeitos colaterais: usamos um remédio para tentar anular o efeito desagradável do outro. E quando a pessoa para e pensa nisso, ela já toma cinco ou seis medicamentos, várias vezes ao dia; e desatar esse nó: identificar o que pertence ao paciente e o que é gerado pela medicação é tarefa que demanda tempo.

Alguns paliativos muito usados:

Complexos de vitaminas e suplementos alimentares prestam serviço durante tempo limitado, e somente quando existe carência dessas substâncias, seja devido a erro alimentar ou a um desgaste físico fora do normal e ao próprio efeito da SGA.

É preciso cuidado com o uso de estimulantes, sua ação é limitada tanto no efeito quanto no tempo. E, quando advém o rebote, a situação fica pior do que antes. Ninguém é capaz de ficar se dopando para sempre para levar uma simples rotina.

Qualquer produto que tire o referencial da mente com relação aos avisos do corpo funciona como um: – Cala a boca que não te perguntei nada! Dito da mente para o organismo físico. Persistindo nessa forma de viver, o risco de doença grave e morte súbita aumentam de forma considerável, de forma progressiva.

Férias

Quando nós estamos no limite do estresse crônico ou estamos estafados, simplesmente parar para relaxar de forma abrupta e repentina é perigo sério, um fator de risco capaz de detonar com a qualidade de vida.

O perigo de um mal-estar súbito ou algo mais grave é menor enquanto vivemos o auge das situações que geram a SGA. Quando matamos dez leões por dia o risco de apresentarmos um "piripaque" mental ou orgânico é bem menor.

A parada deve ser programada e inteligente; pois a lei de inércia vigora também no nosso organismo. Todas as mudanças orgânicas e metabólicas, cessados os estímulos irão perdurar durante horas, dias e até meses. A própria dinâmica do estresse consome e metaboliza boa parte do que é produzido a mais. Contudo, quando entramos em estado de repouso súbito, as substâncias e os hormônios que continuarão a ser produzidos irão desencadear sensações capazes de gerar sintomas e medo da morte, além do medo de doenças.

Boa parte dos problemas decorrentes da estafa e do estresse crônico surge no repouso: à noite, durante o sono, no amanhecer, final de semana, feriados, férias ou depois daquelas situações muito prolongadas e que desgastam: - "Graças a Deus que acabou!". (daí a alguns dias o sujeito está em um pronto-socorro passando mal).

Massagens e relaxamento passivo

Muitos tipos de massagens terapêuticas são capazes de ajudar a relaxar e de ativar os centros de força (chakras), auxiliando a pessoa a adquirir condição de equilíbrio energético, capaz de curar alguns tipos de doenças ou de aliviar vários sintomas.

Mas, como qualquer recurso externo ao indivíduo, sua ação também é limitada e as recaídas são rotineiras. Seria muito bom fazer massagem sempre, o problema é que poucos têm condições financeiras e disponibilidade para usar esse recurso de forma contínua.

PRATICAR A MUDANÇA

A combinação de vários recursos externos e internos parece ser a solução mais prática para a maior parte das pessoas. Para atingir essa condição é preciso que esteja muito clara a diferença entre soluções definitivas e paliativas.

Para aqueles que já perceberam a necessidade de mudanças em sua visão de mundo, combinar o uso dos recursos externos ou passivos, com a reestruturação do planejamento e gerenciamento da vida, passo a passo, é a forma ideal.

Tudo flui mais fácil e com eficiência, pois sabendo com clareza que os recursos externos são temporários e que ao mesmo tempo em que os utiliza (não existimos para sofrer) a pessoa passa a planejar e a executar as mudanças, que se fazem necessárias na sua forma de pensar, sentir e agir, segundo os recursos e as capacidades que já possui; alcançar a proposta é apenas questão de treino e tempo.

Requisitos iniciais

Assumir a responsabilidade frente aos acontecimentos e sofrimentos do presente, como decorrentes de escolhas do passado imediato ou tardio, é o passo inicial.

Substituir o rótulo de problemas por lições, ajuda.

Observar de perto como as pessoas mais próximas pensam, sentem e agem, comparando as dificuldades, problemas e sofrimentos em andamento, sem julgar; apenas com a finalidade de ver como funcionam as leis da vida é ótimo, pois nos outros é mais fácil e dói menos. Além disso, algumas pessoas arranjam soluções muito simples para problemas que nos parecem insuperáveis.

Tentar conhecer minha identidade de personalidade e quais as tarefas de vida.

Estresse crônico: perigo à vista | *Coleção: A saúde na transição planetária*

Guiar-me por meus próprios valores já alinhados às leis da vida.

Observar muito e refletir mais ainda.

Cultivar o prazer e a alegria pela lei do trabalho de me humanizar cada dia mais.

Aprender a me conhecer.

Respeitar meus limites.

Combater de todas as formas o medo e a preguiça de pensar.

Controlar o medo e a ansiedade doentia usando a razão.

Cuidados com o corpo

A mente moderna cortou a comunicação com o corpo. Os avisos enviados na forma de sensações de dor e mal-estar são ignorados. As sensações tidas como prazerosas são exacerbadas até o limite do possível, não importa a que preço.

81

Na atualidade boa parte da vida cotidiana se transferiu para a mente, e o corpo mal usado torna-se cada vez mais sensível quando os limites são extrapolados. A ilusão mental de estar sendo agredido ou correndo sério risco de vida faz com que as secreções orgânicas, ligadas ao sistema de defesa, sejam produzidas em excesso.

Mudar nossa maneira de pensar, sentir e agir de pronto é coisa para poucos. Então, a melhor decisão a tomar é proteger o corpo por meio do exercício físico.

A atividade física regular e metódica tornou-se um seguro de qualidade de vida. Quem se descuidar, corre sério risco de perder não apenas a qualidade, mas a própria vida.

Esportes e exercício

O melhor esporte ou exercício para cada pessoa é aquele que oferece o máximo de alegria e prazer. É lógico que cada tipo de personalidade e de organismo se adapta mais a um ou a outro. As limitações físicas devem orientar na escolha, e não custa nada buscar a ajuda de um profissional para aconselhar.

Ao terminar um exercício a pessoa deve sentir-se disposta e feliz, jamais extenuada. Todos os excessos sempre representam perigo e risco desnecessário.

Estresse crônico: perigo à vista | *Coleção: A saúde na transição planetária*

O melhor condicionamento físico sempre deve ser alcançado de forma progressiva, alegre e prazerosa.

Empecilhos à prática do esporte ou exercício:

A inversão de valores e a preguiça são os maiores inimigos. Quase sempre estão camuflados por justificativas e prioridades sem sentido como a falta de tempo devido a outros afazeres ou outros interesses. A falta de dinheiro para pagar também é uma desculpa muito usada.

A insatisfação é outro entrave. Somos seres naturalmente insatisfeitos, essa é a mola mestra do progresso ainda sem consciência. Em virtude disso, é sempre inteligente e prático manter algumas opções de atividades físicas de reserva. Logo que se entediar de uma, o indivíduo deve logo passar a praticar outra.

Recomendações importantes

- Se possível, atividades físicas que envolvam qualquer tipo de competição devem ser evitadas para não aumentar ainda mais a produção de adrenalina e outros hormônios.

- Não é preciso nem hora nem lugar, em qualquer local que a pessoa se encontre é possível exercitar alguma parte do corpo de forma voluntária. Como exemplo, podemos citar o alongamento, que se pode fazer na cama antes de levantar, espreguiçando-se durante vários minutos de todas as formas possíveis.

- O estilo de vida atual pode e deve ser compensado com exercícios que envolvam muito alongamento e relaxamento para compensar a vida que contrai e enrijece: músculos, tendões, ligamentos. Cuidado com o uso de medicamentos como solução, pois eles conseguem um resultado temporário e paliativo.

- É preciso aprender a fazer relaxamento voluntário.

- É vital reaprender a respirar de forma abdominal e profunda.

- Quando se pratica esporte ou exercícios em grupo, o estímulo à continuidade costuma ser maior do que na atividade solitária.

- Associar atividades físicas à água pode ser além de tudo algo que relaxa.

- Atividade física acompanhada de música também exerce influência especial em algumas pessoas, além de um potencial de harmonização que deve ser levado em conta.

Acima de tudo, o melhor exercício ou esporte é aquele praticado com muita alegria e prazer.

<u>Alerta</u>

- Não se demore a começar.
- Muitas pessoas, quando resolvem cuidar da atividade física, premidas pela necessidade, já se encontram com sérias limitações de mobilidade, e cada dia mais cedo.

Cuidados com a dieta

Nossa mente transformou o corpo em uma lata de lixo químico. O ato de se alimentar tornou-se um pesadelo para pessoas que pensam pouco. Come-se muito além do necessário. Mastiga-se mal. Para satisfazer nossas necessidades de prazer nós consumimos alimentos que o corpo não tolera.

Quebrar a rotina

Necessitamos de uma rotina de vida sem que

nos tornemos escravos dela. Mas, mesmo quem faz o que gosta, precisa quebrar a sequência da rotina cotidiana de forma planejada ou não. Repetir sempre as mesmas coisas entedia, cansa e adoece.

Evitar os excessos

Nunca essa recomendação foi tão útil e necessária quanto nos dias atuais, pois estamos no limite. Qualquer extravagância ou até hábitos e atitudes, que tempos atrás não eram capazes de causar muitos estragos na saúde e na qualidade de vida, hoje podem gerar sérios problemas.

Excesso de sono, trabalho, lazer, comida, bebida, euforia..., tudo que ultrapassar os limites é capaz de trazer contratempos.

Disciplina

A disciplina íntima apenas se consegue quando se tem a certeza do que se busca e do que se quer. A maior virtude dos tempos modernos é gerenciar a vida com a disciplina capaz de nos fazer sempre alegres e felizes, medindo os possíveis desdobramentos das escolhas. Os perigos da vida contemporânea andam cada dia mais rápidos. Além disso, é preciso paciência, pois há hora certa para tudo...

Estresse crônico: perigo à vista | Coleção: A saúde na transição planetária

Clareza de desejos e intenções

Nossas conquistas costumam ser lentas e difíceis, sobretudo porque não sabemos com clareza o que nós desejamos na vida. Quem se deixa guiar pelo ícone que falou não sei o que na TV; por outro que ditou normas de conduta ou receitou posturas, que se cuide; pois logo deixará esse guia para seguir outro e outro e em breve estará perdido, doente ou morto.

Não aprendemos a filtrar as informações recebidas, aceitamos quase verdades como realidade e nos damos mal até porque começamos tudo e não finalizamos nada.

Aprender a lidar com o tempo

Ontem é um tempo que não existe mais, o amanhã não existe ainda. É preciso que aprendamos a nos concentrar apenas no minuto presente, na tarefa que está em andamento.

Separar o que é nosso do que é dos outros

Sofrimentos, preocupações e problemas dos outros não nos pertencem. É necessário aprender a compartilhar com as pessoas, ajudá-las, mas sem fazer as tarefas; isso é caridade, com inteligência, simplicidade e discernimento.

Eliminar o pensamento mágico

Sorte, azar, destino, milagres, sobrenatural são conceitos paranoicos. Todo processo de humanização, para os seres que já pensam de forma contínua, se faz sob a supervisão da lei de trabalho e de progresso.

Desenvolver a atitude radical na intimidade

A natureza não comporta o mais ou menos, só um pouquinho não faz mal. Andar sempre pelo caminho do meio sem dominar os extremos é uma armadilha mortal no caminho da humanização.

Parece um paradoxo, mas não é. É possível desenvolver a atitude radical na intimidade, passo a passo, uma coisa de cada vez.

O primeiro passo é definir com clareza o que é bom ou não para nós; daí em diante eliminar de forma radical o que não seja.

Quando formos pouco competentes, basta apenas abusar e pagar a conta sem reclamar nem apelar para desculpas, remédios ou justificativas.

BUSCA DE SOLUÇÕES DEFINITIVAS

Raras são as pessoas que já desenvolveram a força suficiente nas atitudes para romper com os valores da sociedade voltada para o consumo. É preciso que fique bem claro que, para isso, não é preciso nem aconselhável virar um ermitão, fugir do mundo e das pessoas.

Somente aqueles que já detêm certeza absoluta de quem somos nós e o que fazemos aqui e principalmente já conhecem suas tarefas de vida e, as executam com boa vontade, discernimento e coragem são capazes de se livrar do estresse crônico com prazer e alegria.

Requisitos básicos e indispensáveis para reduzir os efeitos da SGA:

Desenvolver a capacidade de discernir

Devemos tentar sempre antecipar a visão dos efeitos das escolhas, tanto na nossa vida quanto na vida das outras pessoas e no meio ambiente, pois somos interdependentes e responsáveis quer queiramos ou não: um dia em algum lugar, assumiremos o que fizemos ou ajudamos a fazer. Nosso livre-arbítrio é limitado pelo do outro, e o perdão da justiça Divina é a reparação, não o simples arrependimento.

Reciclar as fontes de alegria e prazer

Muitos ainda usam a exacerbação dos prazeres dos sentidos como razão para viver: comer para adoecer; beber até cometer desatinos; fumar até surgir uma doença grave; usar a sexualidade de forma desregrada; outros já sentem alegria e prazer em ajudar, felicitar.

Reconhecer o nosso destino

Avaliando quem somos nós, como pensamos e nosso padrão costumeiro de atitudes, com relação a nós mesmos e com os que a vida traz de volta, para interagir conosco, facilita a descobrir o que nos aguarda no futuro, cada vez mais rápido, desde que nos livremos das desculpas e das justificativas.

Possuir metas claras de vida

Daqui em diante, os fatos mudam tão rapidamente, que uma simples dúvida pode custar muito em qualidade de vida.

Responsabilizar-se pelas escolhas e seus efeitos

Eu sou o que escolhi ser. Aprender a cuidar do organismo é condição essencial.

Aprender a decidir

Qualquer decisão liberta. A inércia gera conflitos que desperdiçam energia vital.

Cultivar a ética e a honestidade íntima

Desculpas e justificativas – mentiras íntimas.

Nunca pedir desculpas nem se justificar

Senão, por meio da mudança de atitude.

Conhecer as leis que regem a vida

As leis naturais são imutáveis e expressas em todas as situações diárias.

Alinhar objetivos pessoais aos da vida

Quando os objetivos de curto, médio e longo prazo estão alinhados às leis da vida, o resultado é sempre a paz e a felicidade.

Guiar-se segundo valores próprios

Quando permito que outros ditem as escolhas sem que a decisão seja minha estou me candidatando a sofrer, pois quem arcará com os efeitos sou eu.

Avaliar se o que está sendo feito é o possível

Alinhar o que posso e sou capaz de fazer ao que estou realizando.

Dar utilidade à existência

Questionar com frequência a utilidade da minha existência, tanto para minha pessoa quanto para o coletivo e o planeta, é seguro de qualidade de vida.

Separar o que é nosso do que é dos outros

Sou responsável pelas minhas escolhas e tarefas; devo permitir que as outras pessoas aprendam a se responsabilizar pelas suas.

Evitar realizar tarefas alheias

Ensinar fazendo, mostrando é diferente de assumir a tarefa que compete ao outro.

Desenvolver o conceito de justiça

Apenas fazendo aos demais o que gostaria de receber deles.

Respeitar as outras pessoas em todos os sentidos

Permitindo que elas possam desenvolver sua vida conforme as escolhas que desejem.

Manifestando opinião a respeito das coisas apenas quando for indagado

Sabendo que a verdade não está com pessoa alguma, mas distribuída em toda parte.

Estes são apenas alguns dos requisitos básicos para que nossa vida transcorra dentro de uma atmosfera de alegria e prazer sem tanto estresse inútil.

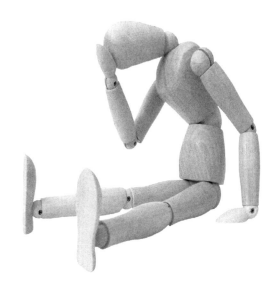

Capítulo 07

PERSPECTIVAS E DESFECHO

O estado de consciência das pessoas que habitam o planeta varia quase ao extremo.

Estar mais ou menos consciente do que está em andamento será fator crucial de sobrevivência.

Tudo leva a crer que a maioria não se dará bem, pois vários são os impedimentos.

Lentidão no pensar com consequente deficiência no raciocínio crítico.

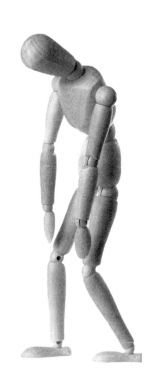

CONSIDERAÇÕES FINAIS

Somente a verdade vos libertará...
Disse o Mestre Jesus.

O momento atual exige que nos libertemos rapidamente do pensamento mágico.

Quando se trata de estresse crônico devemos ter em mente que mágicas e milagres não existem.

Panaceias como remédios de qualquer tipo, férias, SPAS, ajuda espiritual...Nada disso resolve de forma definitiva, uma vez que estamos sempre submetidos à lei de trabalho: conhecimento, esforço e tempo...

Aprender a conviver com a situação até que nos capacitemos a resolvê-la de forma definitiva é o melhor a fazer, no momento...

Para nos vacinarmos contra os sintomas do estresse crônico basta que nós aprendamos a nos contentar com o básico, o simples, o duradouro e se possível o eterno.

Fugir do sofisticado, caro, desnecessário, descartável é uma saudável política de vida. Não esperar nada dos outros ajuda muito.

Aprender a disciplinar as expectativas é um santo remédio.

Bom trabalho consigo mesmo.

Claro que tudo o que aqui foi exposto é fruto da minha observação e deve ser filtrado.

Pois:

A verdade está espalhada em toda a parte e é um bem comum.

Daí que o paradigma:

"Ninguém é dono da verdade..." pode ser aplicado de muitas formas.

Inclusive dentro da própria verdade.

Mesmo dentro de uma delas, muitos são os fatores envolvidos e cada um também pode ser visto de forma diferenciada por diferentes sujeitos...

Alguns podem entender a SGA de forma mais científica, outros pelo lado da moral, outros da estética, do direito, do marketing, da religião, etc.

Mas, a maior parte de nós, no dia a dia, o encara da seguinte forma:

- Não aguento mais!
- Estou cheio!
- Estão me matando!
- Deus está me castigando!
- Cutuquei Jesus na cruz!

Escolha a sua forma de ver, sentir e analisar o assunto.

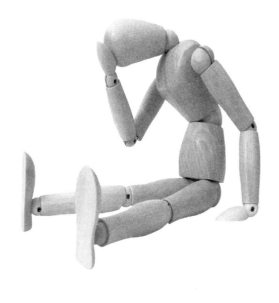

REFERÊNCIA BIBLIOGRÁFICA

CHAPADEIRO, E.in cap. 25 do livro *Patologia Geral Básica* de Bogliolo e colaboradores – segundo Selye (1937 a 1955 e Seg.).

Segundo C. de Faria Alvim, colaborador de Boglioloin: *Patologia Geral Básica*: "Agressão. Adaptação. Defesa. Doença".

Dica de Leitura

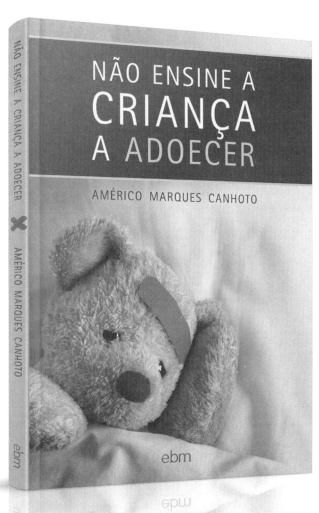

Sem perceber claramente nós nos educamos para a doença e o sofrer. Essa é uma atitude estranha, pois tememos a moléstia, que limita e pode levar à morte, no entanto, não valorizamos a saúde. Essa forma de agir é produto da educação e da cultura milenar de ganho secundário com o sofrimento, que pode e deve ser modificada. Entre nós saúde não tem valor até que seja perdida. Daí passa a ter um valor máximo. Se você está saudável ninguém te valoriza, todos te cobram até além das obrigações. Mas, quando fica dodói tudo é permitido e você se sente mais amado.

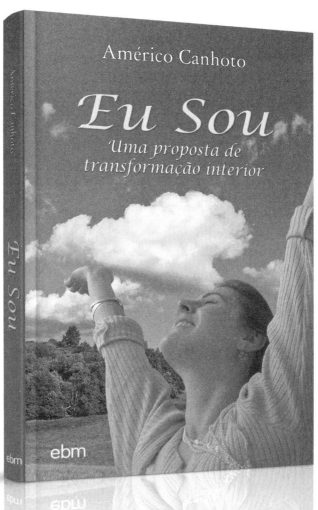

Vive-se inegável momento de aceleradas transformações no planeta. Desconhece-se o momento exato em que ocorrerá, para cada um, o final dessa transição. Uma coisa é certa: a qualquer instante todos deixarão esta dimensão. A questão: quem será selecionado já nesta desencarnação? Outro fato: cada pensamento, sentimento e atitude têm seu padrão vibratório específico. Assim como há um kit de urgência para permanecer reencarnado e sobreviver ao estresse crônico, com meditação, respiração, atividade física e dieta adequada, existe uma emergência: o conhecimento de si mesmos, pois sem ele não há transformação do padrão de pensar, sentir e agir.